INTRODUCTION

Bienvenue dans ce guide exhaustif consacré au régime alimentaire pour la polymyalgie rhumatismale (PMR). La polymyalgie rhumatismale est une affection inflammatoire chronique qui se manifeste principalement par des douleurs musculaires et une raideur, touchant généralement les épaules, le cou, et les hanches. Bien qu'il n'existe pas de régime spécifique qui puisse guérir la PMR, une alimentation appropriée peut jouer un rôle important dans la gestion des symptômes et l'amélioration de la qualité de vie.

Dans ce guide, nous explorerons différentes stratégies alimentaires qui pourraient potentiellement contribuer à réduire l'inflammation, à soulager les douleurs, et à favoriser la mobilité des articulations. Il est important de noter que chaque individu réagit différemment aux aliments, et il est conseillé de consulter un professionnel de la santé ou un nutritionniste avant de modifier significativement votre alimentation, en particulier si vous souffrez de polymyalgie rhumatismale ou d'autres problèmes de santé.

Nous aborderons des principes généraux d'une alimentation anti-inflammatoire, les types d'aliments riches en nutriments qui pourraient être bénéfiques, ainsi que quelques conseils pratiques pour planifier des repas équilibrés.

Que vous recherchiez des moyens d'atténuer les symptômes de la PMR ou que vous souhaitiez simplement adopter une alimentation plus saine, ce guide vous fournira des informations utiles pour prendre des décisions éclairées concernant votre régime alimentaire dans le contexte de la polymyalgie rhumatismale.

CHAPITRE UN

Définition de la Polymyalgie Rhumatismale (PMR) :

La polymyalgie rhumatismale (PMR) est une affection médicale caractérisée par une inflammation des muscles et des tissus conjonctifs, engendrant des douleurs musculaires et une raideur, principalement dans les épaules, le cou, les hanches et le bas du dos. La PMR appartient à la catégorie des maladies auto-immunes et affecte principalement les personnes âgées, en particulier celles de plus de 50 ans.

Symptômes Courants de la Polymyalgie Rhumatismale (PMR) :

La polymyalgie rhumatismale (PMR) est une maladie inflammatoire qui se caractérise par des symptômes spécifiques, principalement ressentis au niveau des muscles et des articulations. Cette affection, qui touche principalement les personnes âgées, présente un ensemble de signes cliniques distinctifs.

Douleurs Musculaires Symétriques :

L'un des signes les plus caractéristiques de la PMR est la douleur musculaire bilatérale et symétrique. Les muscles des épaules, du cou, des hanches et du bas du dos sont souvent touchés. Cette douleur peut varier en intensité et peut être ressentie comme une sensation de lourdeur, de raideur ou d'inconfort généralisé.

Raideur Matinale :

Les personnes atteintes de PMR peuvent éprouver une raideur matinale marquée, particulièrement dans les régions touchées. Cette raideur peut rendre difficile la réalisation de mouvements simples au réveil, limitant la mobilité articulaire.

Mobilité Réduite :

En raison de la douleur et de la raideur, les patients atteints de PMR peuvent constater une réduction de leur mobilité. Les activités quotidiennes telles que se lever d'une chaise, se peigner les cheveux ou enfiler des vêtements peuvent devenir plus difficiles.

Fatigue :

La fatigue est un symptôme fréquent associé à la PMR. Les patients peuvent se sentir épuisés et avoir moins d'énergie pour leurs activités habituelles.

Perte d'Appétit et Perte de Poids :

Certains patients peuvent éprouver une perte d'appétit et une perte de poids involontaire en raison de l'inflammation et de la maladie sous-jacente.

Fièvre Faible :

Bien que la fièvre ne soit pas systématiquement présente, certaines personnes atteintes de PMR peuvent avoir une légère élévation de la température corporelle.

Symptômes Généraux :

D'autres symptômes non spécifiques peuvent inclure des douleurs articulaires, des maux de tête, une sensation de malaise général, et des difficultés à se lever après une période prolongée d'inactivité.

Causes de la Polymyalgie Rhumatismale (PMR)

Facteurs Génétiques :

Des recherches suggèrent qu'il pourrait exister une prédisposition génétique à développer la PMR. Les antécédents familiaux de la maladie pourraient augmenter le risque chez certaines personnes.

Réponse Auto-Immune :

On pense que la PMR pourrait être déclenchée par une réponse anormale du système immunitaire, où celui-ci attaque par erreur les tissus sains du corps. Cela entraîne une inflammation chronique des muscles et des tissus conjonctifs.

Infections Virales :

Certaines infections virales, telles que les virus de l'herpès-zona, ont été étudiées comme possibles déclencheurs de la PMR. L'infection pourrait induire une réponse immunitaire inappropriée, conduisant à l'inflammation.

Facteurs Environnementaux :

Bien que les preuves soient limitées, il est possible que des facteurs environnementaux, tels que des expositions à des substances ou des agents déclencheurs spécifiques, puissent jouer un rôle dans le développement de la PMR chez certaines personnes prédisposées.

Âge :

La PMR affecte principalement les personnes âgées, en particulier celles de plus de 50 ans. L'âge avancé pourrait être un facteur de risque pour le développement de la maladie.

Diagnostic de la Polymyalgie Rhumatismale (PMR)

Le diagnostic de la polymyalgie rhumatismale (PMR) repose sur une évaluation minutieuse des symptômes, des antécédents médicaux du patient et des résultats de tests spécifiques. Étant donné que la PMR peut présenter des symptômes similaires à d'autres affections, un processus de diagnostic précis est essentiel pour assurer une prise en charge adéquate.

Évaluation Clinique :

Le processus de diagnostic commence par une évaluation clinique approfondie effectuée par un professionnel de la santé. Le médecin recueillera des informations sur les symptômes ressentis, leur durée, leur localisation et leur intensité. Une attention particulière sera accordée aux douleurs musculaires et à la raideur, ainsi qu'à la manière dont ces symptômes affectent la mobilité et les activités quotidiennes du patient.

Examens Sanguins :

Des tests sanguins sont souvent utilisés pour soutenir le diagnostic de la PMR. Les mesures couramment effectuées incluent la vitesse de sédimentation (VS) et la protéine C-réactive (CRP). Des taux élevés de ces marqueurs inflammatoires peuvent indiquer une inflammation active, ce qui est caractéristique de la PMR.

Exclusion d'autres Affections :

Étant donné que les symptômes de la PMR peuvent ressembler à d'autres maladies, le médecin procédera à l'exclusion d'autres affections, telles que la polyarthrite rhumatoïde et d'autres troubles auto-immuns, qui pourraient présenter des symptômes similaires.

Réponse aux Corticostéroïdes :

Une caractéristique diagnostique importante de la PMR est la réponse positive aux corticostéroïdes. Si les symptômes du patient s'améliorent de manière significative après avoir commencé un traitement à base de corticostéroïdes, cela peut confirmer le diagnostic de PMR.

Imagerie Médicale :

Dans certains cas, des examens d'imagerie médicale tels que les radiographies et les échographies peuvent être utilisés pour évaluer l'état des articulations et des tissus conjonctifs, ainsi que pour exclure d'autres conditions médicales.

Traitement Médical de la Polymyalgie Rhumatismale (PMR)

Corticostéroïdes :

Les corticostéroïdes, tels que la prednisone, sont les médicaments les plus couramment utilisés pour traiter la PMR. Ils ont la capacité de réduire l'inflammation et de soulager la douleur et la raideur musculaire. Le médecin prescrira une dose initiale, généralement relativement élevée, qui sera progressivement réduite au fil du temps en fonction de la réponse du patient. Il est important de suivre attentivement les directives du médecin concernant la posologie et la durée du traitement.

Suppléments en Calcium et Vitamine D :

Les corticostéroïdes peuvent augmenter le risque d'ostéoporose, une condition caractérisée par la fragilité osseuse. Pour minimiser ce risque, il est souvent recommandé de prendre des suppléments en calcium et en vitamine D pour maintenir la santé osseuse.

Surveillance Médicale Régulière :

Les patients sous traitement à base de corticostéroïdes doivent faire l'objet d'une surveillance médicale régulière. Des examens de suivi sont nécessaires pour surveiller les effets secondaires potentiels des corticostéroïdes, tels que l'hypertension artérielle, le diabète et l'ostéoporose.

Exercice Physique :

Bien que la raideur puisse rendre l'exercice difficile, une activité physique modérée et adaptée peut contribuer à maintenir la mobilité des articulations et à améliorer la condition physique générale.

Gestion du Stress :

Le stress peut aggraver les symptômes de la PMR. Des techniques de gestion du stress, telles que la relaxation, la méditation et le yoga, peuvent aider à réduire les tensions musculaires et à favoriser la détente.

Régime Alimentaire Équilibré :

Bien qu'il n'existe pas de régime spécifique pour la PMR, une alimentation équilibrée riche en nutriments peut contribuer au bien-être général et à la santé des articulations.

l'Importance des Modifications du Mode de Vie dans la Polymyalgie Rhumatismale (PMR)

Les modifications du mode de vie jouent un rôle crucial dans la gestion efficace de la polymyalgie rhumatismale (PMR). Bien que les traitements médicaux soient essentiels pour contrôler les symptômes, l'adoption de certaines habitudes de vie peut contribuer de manière significative à améliorer la qualité de vie des patients et à favoriser leur bien-être général.

Exercice Physique Régulier :

L'exercice modéré et régulier est bénéfique pour les personnes atteintes de PMR. Il peut aider à maintenir la mobilité des articulations, à renforcer les muscles et à améliorer la flexibilité. Les activités comme la marche, la natation et les exercices d'étirement peuvent aider à réduire la raideur musculaire et à maintenir la condition physique globale.

Gestion du Stress :

La gestion efficace du stress peut aider à réduire l'inflammation et à améliorer les symptômes de la PMR. Les techniques de relaxation, la méditation, le yoga et la respiration profonde peuvent contribuer à réduire les tensions musculaires et à favoriser un sentiment de calme.

Maintien d'un Poids Santé :

Maintenir un poids santé est important pour réduire la pression sur les articulations et prévenir les complications liées à l'obésité. Une alimentation équilibrée et une activité physique régulière peuvent aider à atteindre et à maintenir un poids approprié.

Alimentation Équilibrée :

Bien qu'il n'existe pas de régime spécifique pour la PMR, une alimentation équilibrée riche en fruits, légumes, grains entiers, protéines maigres et graisses saines peut contribuer à réduire l'inflammation et à soutenir la santé globale.

Équilibre Travail-Repos :

L'équilibre entre l'activité et le repos est essentiel pour éviter la surcharge musculaire. Il est important d'écouter son corps et de se reposer lorsque cela est nécessaire pour prévenir l'aggravation des symptômes.

Consultation Médicale Régulière :

La communication et la collaboration avec les professionnels de la santé sont essentielles. Les rendez-vous de suivi réguliers permettent d'évaluer l'efficacité du traitement, d'ajuster les médicaments si nécessaire et de surveiller les éventuels effets secondaires.

Hydratation Adéquate :

Boire suffisamment d'eau contribue à maintenir une hydratation optimale et à favoriser la santé des articulations et des muscles.

Régime Alimentaire pour la Polymyalgie Rhumatismale (PMR)

Le régime alimentaire joue un rôle important dans la gestion de la polymyalgie rhumatismale (PMR), une affection inflammatoire qui affecte les muscles et les articulations. Bien qu'il n'existe pas de régime spécifique pour guérir la PMR, des choix alimentaires judicieux peuvent contribuer à réduire l'inflammation, à atténuer les symptômes et à soutenir la santé globale.

Aliments Anti-Inflammatoires :

Privilégiez les aliments riches en antioxydants et en nutriments anti-inflammatoires. Les fruits et légumes colorés, tels que les baies, les agrumes, les épinards et les tomates, contiennent des composés qui peuvent aider à réduire l'inflammation dans le corps.

Acides Gras Oméga-3 :

Les acides gras oméga-3 présents dans les poissons gras (comme le saumon, le maquereau et les sardines), les noix et les graines de lin ont des propriétés anti-inflammatoires et peuvent contribuer à atténuer les douleurs et la raideur.

Protéines Maigres :

Optez pour des sources de protéines maigres, telles que les poissons, les volailles, les légumineuses et le tofu. Les protéines aident à maintenir la santé musculaire et favorisent la récupération.

Grains Entiers :

Les grains entiers, comme l'avoine, le quinoa et le riz brun, sont riches en fibres et en nutriments qui peuvent soutenir la santé digestive et aider à maintenir un niveau d'énergie stable.

Réduisez le Sucre et les Aliments Transformés :

Limitez les aliments riches en sucre ajouté et en ingrédients transformés. Les aliments ultra-transformés peuvent contribuer à l'inflammation et ne sont pas bénéfiques pour la santé générale.

Hydratation :

Assurez-vous de rester hydraté en buvant suffisamment d'eau tout au long de la journée. L'hydratation favorise la souplesse des muscles et des articulations.

Équilibre Calorique :

Maintenez un équilibre entre les calories consommées et dépensées pour maintenir un poids corporel santé, ce qui peut aider à réduire la pression sur les articulations.

Aliments à Limiter ou Éviter dans le Régime Alimentaire de la Polymyalgie Rhumatismale (PMR)

Voici quelques catégories d'aliments à considérer avec prudence dans le régime alimentaire de la PMR :

Aliments Riches en Sucres Raffinés :

Les aliments contenant des sucres raffinés, tels que les bonbons, les gâteaux, les sodas et les pâtisseries, peuvent contribuer à l'inflammation et aux fluctuations de la glycémie. Il est préférable de limiter ces aliments pour maintenir une stabilité métabolique.

Viandes Transformées et Rouges :

Les viandes transformées (comme les saucisses, les hot-dogs) et les viandes rouges riches en graisses saturées peuvent avoir un impact inflammatoire. Il est conseillé de réduire leur consommation et d'opter plutôt pour des sources de protéines maigres.

Produits Laitiers Riches en Gras :

Les produits laitiers riches en gras saturés peuvent augmenter l'inflammation. Si vous optez pour des produits laitiers, choisissez des options faibles en gras ou envisagez des alternatives telles que le lait d'amande ou le yaourt à base de plantes.

Aliments Frits et Gras :

Les aliments frits et riches en graisses trans peuvent contribuer à l'inflammation. Évitez les fritures excessives et optez pour des méthodes de cuisson plus saines comme la cuisson au four, à la vapeur ou au grill.

Sel en Excès :

Une consommation excessive de sel peut favoriser la rétention d'eau et aggraver l'inflammation. Limitez la consommation d'aliments riches en sel, comme les aliments transformés et les plats préparés.

Gluten et Produits Céréaliers Raffinés :

Certains individus peuvent être sensibles au gluten, ce qui peut aggraver les symptômes de l'inflammation. Si vous suspectez une sensibilité au gluten, envisagez de limiter ou d'éviter les céréales contenant du gluten.

Boissons Alcoolisées :

L'alcool peut avoir des effets inflammatoires et peut interagir avec certains médicaments. Il est recommandé de limiter la consommation d'alcool ou de l'éviter complètement.

Additifs et Colorants Artificiels :

Certains additifs alimentaires et colorants artificiels pourraient avoir des effets inflammatoires pour certaines personnes. Il peut être utile de lire les étiquettes des aliments et d'opter pour des aliments naturels et non transformés.

Plan Alimentaire pour la Polymyalgie Rhumatismale (PMR)

Voici un exemple de plan alimentaire pour sept jours, conçu pour soutenir les besoins nutritionnels tout en minimisant les aliments susceptibles d'aggraver les symptômes de la PMR :

Jour 1 :

Petit-déjeuner :

- Smoothie aux épinards, aux baies, à la banane et aux graines de chia.
- Tranches de melon d'eau.

Déjeuner :

- Salade de quinoa avec des légumes colorés, des pois chiches, de la laitue et de l'avocat.
- Vinaigrette à base d'huile d'olive et de jus de citron.

Dîner :

- Filet de saumon grillé.
- Brocoli à la vapeur.
- Pommes de terre douces au four.

Jour 2 :

Petit-déjeuner :

- Yaourt grec nature avec des noix et des morceaux de fruits.

Déjeuner :

- Wrap au poulet grillé avec des légumes croquants et des feuilles de laitue.
- Carottes et bâtonnets de céleri avec de l'houmous.

Dîner :

- Poitrine de dinde cuite au four.
- Quinoa aux légumes rôtis.

Jour 3 :

Petit-déjeuner :

- Flocons d'avoine avec des amandes, des framboises et une cuillerée de miel.

Déjeuner :

- Soupe de lentilles et légumes.
- Pain complet grillé.

Dîner :

- Tofu sauté avec des légumes variés.
- Riz brun.

Jour 4 :

Petit-déjeuner :

- Omelette aux légumes (poivrons, épinards, oignons) et au fromage faible en gras.

Déjeuner :

- Salade de haricots verts, de pommes et de noix.

- Poitrine de poulet cuite.

Dîner :

- Saumon cuit au four avec une sauce à base de yaourt et d'aneth.

- Légumes grillés.

Jour 5 :

Petit-déjeuner :

- Toast complet avec avocat écrasé et œuf poché.

Déjeuner :

- Wrap végétarien avec des légumes grillés et de l'houmous.

- Légumes crus (concombre, carottes) en accompagnement.

Dîner :

- Curry de pois chiches avec des légumes et du riz basmati.

Jour 6 :

Petit-déjeuner :

- Smoothie à la mangue, à la banane et aux épinards.

Déjeuner :

- Salade de quinoa aux légumes et aux graines de tournesol.

- Morceaux de poulet grillé.

Dîner :

- Tofu mariné cuit au four.

- Asperges rôties.

Jour 7 :

Petit-déjeuner :

- Yaourt à la noix de coco avec des graines de chia, des baies et des noix.

Déjeuner :

- Wrap de thon avec des légumes frais et des feuilles de laitue.
- Salade de fruits.

Dîner :

- Poitrine de dinde grillée.
- Légumes sautés.

Liste de Courses pour le Régime Alimentaire de la Polymyalgie Rhumatismale (PMR)

Voici une liste de courses complète pour vous aider à planifier des repas sains et équilibrés :

Fruits et Légumes :

- Épinards
- Brocoli
- Tomates
- Poivrons
- Carottes
- Concombre
- Avocat
- Pommes

- Baies (framboises, bleuets, fraises)
- Melon d'eau
- Mangue
- Bananes

Protéines Maigres :

- Filet de saumon
- Filet de poulet
- Tofu
- Poitrine de dinde

Légumineuses :

- Pois chiches
- Lentilles

Céréales et Grains :

- Quinoa
- Riz brun
- Flocons d'avoine
- Pain complet

Produits Laitiers et Alternatives :

- Yaourt grec nature
- Lait d'amande (ou autres laits végétaux)

Noix et Graines :

- Amandes
- Noix
- Graines de chia

- Graines de tournesol

Huiles et Assaisonnements :

- Huile d'olive
- Vinaigre balsamique
- Jus de citron
- Herbes et épices (aneth, basilic, curcuma, poivre noir)

Poissons en Conserve :

- Thon en conserve (de préférence en eau)

Autres :

- Houmous (pour les trempettes)
- Œufs
- Légumes congelés (asperges, haricots verts)

À Éviter ou Limiter :

- Aliments transformés et pré-emballés
- Produits laitiers riches en gras
- Viandes rouges et transformées
- Aliments riches en sucres raffinés
- Aliments frits et gras
- Sel en excès
- Boissons alcoolisées

CHAPITRE DEUX

Directives pour les recettes de régime de la polymyalgie rhumatismale;

Recette de Poêlée de Quinoa et de Légumes :

Description du Repas : Cette délicieuse poêlée de quinoa et de légumes est une option saine et savoureuse pour un repas équilibré. Elle est remplie de légumes colorés et croquants, associés au quinoa nutritif, le tout relevé d'une touche d'assaisonnement pour une explosion de saveurs dans chaque bouchée. Cette recette légère et nutritive est parfaite pour un déjeuner ou un dîner rapide.

Ingrédients :

- 1 tasse de quinoa, rincé
- 2 tasses d'eau
- 1 cuillère à soupe d'huile d'olive
- 1 oignon, coupé en dés
- 2 gousses d'ail, hachées
- 1 poivron rouge, coupé en lanières
- 1 poivron jaune, coupé en lanières
- 1 courgette, coupée en rondelles

- 1 tasse de haricots verts, coupés en morceaux
- 1 tasse de brocoli, coupé en petits bouquets
- 2 cuillères à soupe de sauce soja
- 1 cuillère à café de gingembre frais, râpé
- Sel et poivre au goût
- Coriandre fraîche, hachée (facultatif)

Instructions :

1. Dans une casserole, porter 2 tasses d'eau à ébullition. Ajouter le quinoa rincé, réduire le feu à moyen-doux, couvrir et laisser mijoter pendant environ 15 minutes, ou jusqu'à ce que le quinoa soit cuit et que les germes soient visibles. Retirer du feu et laisser reposer à couvert pendant 5 minutes. Égrener à la fourchette et réserver.

2. Dans une grande poêle ou un wok, chauffer l'huile d'olive à feu moyen. Ajouter l'oignon et l'ail hachés, puis faire sauter pendant 2 à 3 minutes, jusqu'à ce qu'ils soient translucides et parfumés.

3. Ajouter les lanières de poivron rouge et jaune, les rondelles de courgette, les haricots verts et les bouquets de brocoli dans la poêle. Faire sauter pendant environ 5-7 minutes, en remuant fréquemment, jusqu'à ce que les légumes soient tendres mais encore croquants.

4. Incorporer le quinoa cuit dans la poêle avec les légumes. Ajouter la sauce soja et le gingembre râpé. Bien mélanger pour enrober les ingrédients.

5. Assaisonner avec du sel et du poivre selon votre goût.

6. Servir la poêlée de quinoa et de légumes chaudement. Garnir de coriandre fraîche hachée, si désiré.

Informations Nutritionnelles (par portion) :

- Calories : 240 calories

- Protéines : 8 g

- Glucides : 45 g

- Lipides : 7 g

- Fibres : 6 g

Salade de Riz Brun aux Pois Chiches et Légumes :

Description du Repas : Cette salade de riz brun aux pois chiches et légumes est une option délicieuse et équilibrée pour un repas complet et nutritif. Les légumes frais et croquants se mélangent parfaitement avec les pois chiches riches en protéines et le riz brun nourrissant, le tout assaisonné d'une vinaigrette légère et savoureuse. Cette salade est parfaite comme déjeuner ou dîner léger.

Ingrédients :

- 1 tasse de riz brun cuit et refroidi

- 1 boîte de pois chiches, rincés et égouttés

- 1 concombre, coupé en dés

- 1 poivron rouge, coupé en dés

- 1 poivron jaune, coupé en dés

- 1 tomate, coupée en dés

- 1/4 d'oignon rouge, finement haché

- 1/4 de tasse de persil frais, haché

- 1/4 de tasse de menthe fraîche, hachée

- Jus de 1 citron
- 2 cuillères à soupe d'huile d'olive extra vierge
- Sel et poivre au goût

Instructions :

1. Dans un grand bol, mélanger le riz brun cuit, les pois chiches, le concombre, les poivrons, la tomate, l'oignon rouge, le persil et la menthe.

2. Dans un petit bol, mélanger le jus de citron et l'huile d'olive pour préparer la vinaigrette. Assaisonner avec du sel et du poivre selon votre goût.

3. Verser la vinaigrette sur la salade et mélanger délicatement pour enrober tous les ingrédients.

4. Réfrigérer la salade pendant au moins 30 minutes avant de servir, afin que les saveurs se marient bien.

5. Au moment de servir, ajuster l'assaisonnement au besoin et mélanger à nouveau.

6. Servir la salade de riz brun aux pois chiches et légumes comme plat principal léger et nutritif.

Informations Nutritionnelles (par portion) :

- Calories : 250 calories
- Protéines : 8 g
- Glucides : 40 g
- Lipides : 9 g
- Fibres : 7 g

Recette de Pâtes Primavera au Blé Entier :

Description du Repas : Cette recette de pâtes primavera au blé entier est une option délicieuse et équilibrée pour un repas léger et coloré. Les pâtes au blé entier sont associées à une variété de légumes frais et croquants, le tout rehaussé d'une sauce légère à base d'huile d'olive et d'herbes fraîches. Ce plat satisfaisant est parfait pour une option de déjeuner ou de dîner saine.

Ingrédients :

- 150 g de pâtes au blé entier
- 1 cuillère à soupe d'huile d'olive
- 1 oignon, coupé en dés
- 2 gousses d'ail, hachées
- 1 poivron rouge, coupé en lanières
- 1 poivron jaune, coupé en lanières
- 1 courgette, coupée en rondelles
- 1 tasse de brocoli, coupé en petits bouquets
- 1 tasse de petits pois surgelés
- 2 cuillères à soupe de basilic frais, haché
- Sel et poivre au goût
- Fromage parmesan râpé (facultatif)

Instructions :

1. Faire cuire les pâtes au blé entier selon les instructions sur l'emballage. Égoutter et réserver.

2. Dans une grande poêle, chauffer l'huile d'olive à feu moyen. Ajouter l'oignon et l'ail hachés, puis faire sauter pendant 2 à 3 minutes, jusqu'à ce qu'ils soient translucides et parfumés.

3. Ajouter les lanières de poivron rouge et jaune, les rondelles de courgette, les bouquets de brocoli et les petits pois dans la poêle. Faire sauter pendant environ 5-7 minutes, en remuant fréquemment, jusqu'à ce que les légumes soient tendres mais encore croquants.

4. Incorporer les pâtes cuites dans la poêle avec les légumes. Ajouter le basilic frais haché. Bien mélanger pour enrober les ingrédients.

5. Assaisonner avec du sel et du poivre selon votre goût.

6. Au moment de servir, saupoudrer de fromage parmesan râpé si désiré.

Informations Nutritionnelles (par portion) :

- Calories : 240 calories

- Protéines : 9 g

- Glucides : 40 g

- Lipides : 8 g

- Fibres : 7 g

Ragoût d'Orge et de Lentilles :

Description du Repas : Ce ragoût d'orge et de lentilles est un plat réconfortant et nourrissant, rempli de saveurs riches et d'ingrédients sains. L'orge à grains entiers et les lentilles fournissent une excellente source de protéines végétales et de fibres, tandis que les légumes ajoutent une touche de couleur et de nutrition. Ce ragoût est parfait pour réchauffer les jours froids et pour offrir une option de repas saine et copieuse.

Ingrédients :

- 1 tasse d'orge perlé
- 1/2 tasse de lentilles vertes, rincées
- 1 cuillère à soupe d'huile d'olive
- 1 oignon, coupé en dés
- 2 gousses d'ail, hachées
- 2 carottes, coupées en rondelles
- 2 branches de céleri, coupées en dés
- 1 poivron rouge, coupé en dés
- 4 tasses de bouillon de légumes
- 1 boîte (400 g) de tomates concassées
- 1 cuillère à café de thym séché
- Sel et poivre au goût
- Persil frais haché pour la garniture

Instructions :

1. Dans une grande casserole, chauffer l'huile d'olive à feu moyen. Ajouter l'oignon et l'ail hachés, puis faire sauter pendant 2 à 3 minutes, jusqu'à ce qu'ils soient translucides et parfumés.

2. Ajouter les carottes, le céleri et le poivron rouge dans la casserole. Faire sauter pendant environ 5 minutes, en remuant occasionnellement.

3. Incorporer l'orge perlé et les lentilles dans la casserole, puis verser le bouillon de légumes et les tomates concassées. Ajouter le thym séché, le sel et le poivre. Porter à ébullition.

4. Réduire le feu à moyen-doux, couvrir partiellement la casserole et laisser mijoter

pendant environ 25-30 minutes, ou jusqu'à ce que l'orge et les lentilles soient tendres et cuits.

5. Rectifier l'assaisonnement au besoin.

6. Au moment de servir, garnir de persil frais haché.

Informations Nutritionnelles (par portion) :

- Calories : 220 calories

- Protéines : 10 g

- Glucides : 40 g

- Lipides : 6 g

- Fibres : 10 g

Flocons d'Avoine aux Baies et aux Noix :

Description du Repas : Ce bol de flocons d'avoine aux baies et aux noix est un petit-déjeuner sain et délicieux, idéal pour commencer la journée avec énergie. Les flocons d'avoine fournissent une base riche en fibres et en glucides complexes, tandis que les baies ajoutent une touche de douceur naturelle et les noix apportent une texture croquante et des graisses saines. Ce petit-déjeuner équilibré est plein de nutriments essentiels pour soutenir votre bien-être dans le contexte de la polymyalgie rhumatismale.

Ingrédients :

- 1/2 tasse de flocons d'avoine à cuisson rapide

- 1 tasse d'eau (ou lait d'amande pour plus de crémeux)

- 1/2 tasse de baies mélangées (framboises, myrtilles, fraises)

- 2 cuillères à soupe de noix concassées (amandes, noix, noisettes)

- 1 cuillère à soupe de graines de chia
- 1 cuillère à soupe de miel (facultatif)
- Pincée de cannelle (facultatif)

Instructions :

1. Dans une casserole, porter l'eau (ou le lait d'amande) à ébullition. Ajouter les flocons d'avoine et réduire le feu à moyen-doux.

2. Laisser mijoter les flocons d'avoine en remuant fréquemment pendant environ 2 à 3 minutes, ou jusqu'à ce qu'ils soient cuits et atteignent la consistance désirée.

3. Retirer du feu et verser les flocons d'avoine cuits dans un bol.

4. Garnir les flocons d'avoine avec les baies mélangées, les noix concassées et les graines de chia.

5. Arroser d'une cuillère à soupe de miel pour plus de douceur, si désiré.

6. Saupoudrer d'une pincée de cannelle pour une saveur supplémentaire, si désiré.

7. Mélanger doucement les ingrédients pour bien les incorporer.

8. Déguster immédiatement pour profiter de la texture croquante des noix et de la fraîcheur des baies.

Informations Nutritionnelles (par portion) :

- Calories : 240 calories
- Protéines : 8 g

- Glucides : 35 g
- Lipides : 10 g
- Fibres : 6 g

Smoothie Épinards et Baies Mélangées :

Description du Repas : Ce smoothie épinards et baies mélangées est une boisson rafraîchissante et nutritive, parfaite pour une collation saine ou un petit-déjeuner équilibré. Les épinards ajoutent une dose de verdure et de nutriments, tandis que les baies mélangées offrent une touche sucrée naturelle et une multitude d'antioxydants. Ce smoothie est une excellente façon de prendre soin de votre corps dans le contexte de la polymyalgie rhumatismale.

Ingrédients :

- 1 tasse d'épinards frais
- 1/2 tasse de baies mélangées (framboises, myrtilles, fraises)
- 1/2 banane, congelée
- 1/2 tasse de lait d'amande non sucré (ou autre lait végétal)
- 1/2 tasse d'eau
- 1 cuillère à soupe de graines de chia
- 1 cuillère à soupe de miel (facultatif)
- Glace (facultatif, pour une texture plus froide)

Instructions :

1. Dans un mixeur, ajouter les épinards frais, les baies mélangées, la banane congelée et les graines de chia.

2. Verser le lait d'amande et l'eau dans le mixeur.

3. Si vous le souhaitez, ajouter une cuillère à soupe de miel pour plus de douceur.

4. Si vous préférez une texture plus froide, ajouter quelques glaçons.

5. Mélanger le tout à haute vitesse jusqu'à obtenir une consistance lisse et crémeuse.

6. Goûter et ajuster la douceur selon vos préférences en ajoutant plus de miel si nécessaire.

7. Verser le smoothie épinards et baies mélangées dans un verre.

8. Servir immédiatement et déguster cette boisson rafraîchissante et pleine de nutriments.

Informations Nutritionnelles (par portion) :

- Calories : 170 calories

- Protéines : 6 g

- Glucides : 30 g

- Lipides : 6 g

- Fibres : 6 g

Brochettes de Légumes Grillés aux Herbes :

Description du Repas : Ces brochettes de légumes grillés aux herbes sont un plat savoureux et coloré, idéal pour les repas en plein air ou comme accompagnement lors de vos repas. Les légumes variés sont enfilés sur des brochettes, puis grillés pour révéler leurs saveurs naturelles et leurs arômes délicieux. Les herbes fraîches ajoutent une touche d'aromatisation supplémentaire, créant ainsi un plat sain et délicieux pour votre bien-être dans le contexte de la polymyalgie rhumatismale.

Ingrédients :

- 1 courgette, coupée en rondelles épaisses
- 1 poivron rouge, coupé en gros morceaux
- 1 poivron jaune, coupé en gros morceaux
- 1 oignon rouge, coupé en quartiers
- 8 champignons, nettoyés et tiges enlevées
- 2 cuillères à soupe d'huile d'olive
- 2 cuillères à soupe de jus de citron frais
- 2 cuillères à soupe d'herbes fraîches hachées (thym, romarin, persil)
- Sel et poivre au goût

Instructions :

1. Préchauffer le gril à feu moyen.
2. Dans un bol, mélanger l'huile d'olive, le jus de citron, les herbes fraîches hachées, le sel et le poivre pour préparer la marinade.
3. Enfiler les morceaux de légumes sur des brochettes en alternant les couleurs et les variétés.
4. Badigeonner les brochettes de légumes avec la marinade, en s'assurant de bien les enrober.
5. Placer les brochettes sur le gril préchauffé. Cuire pendant environ 10-15 minutes, en retournant régulièrement, jusqu'à ce que les légumes soient tendres et légèrement grillés.
6. Retirer les brochettes du gril et les déposer sur un plateau de service.
7. Garnir avec des herbes fraîches hachées

supplémentaires avant de servir.

8. Servir les brochettes de légumes grillés aux herbes comme plat d'accompagnement savoureux.

Informations Nutritionnelles (par portion) :

- Calories : 120 calories

- Protéines : 3 g

- Glucides : 15 g

- Lipides : 8 g

- Fibres : 4 g

Salade de Betteraves Rôties et d'Agrumes :

Description du Repas : Cette salade de betteraves rôties et d'agrumes est une combinaison parfaite de saveurs sucrées, acidulées et terreuses. Les betteraves rôties offrent une texture tendre et savoureuse, tandis que les segments d'agrumes apportent une fraîcheur vive à chaque bouchée. Les noix ajoutent une touche de croquant et les herbes fraîches complètent cette salade colorée et délicieuse, parfaite pour votre bien-être dans le contexte de la polymyalgie rhumatismale.

Ingrédients :

- 3 betteraves moyennes, pelées et coupées en dés

- 2 oranges (ou pamplemousses) pelées et coupées en segments

- 1 pamplemousse rose, pelé et coupé en segments (facultatif)

- 1/4 de tasse de noix de votre choix (noix de pécan, noix, amandes), grillées

- 2 cuillères à soupe de vinaigre balsamique

- 2 cuillères à soupe d'huile d'olive extra vierge
- 2 cuillères à soupe de menthe fraîche, hachée
- Sel et poivre au goût

Instructions :

1. Préchauffer le four à 200°C (390°F).

2. Placer les dés de betteraves sur une plaque de cuisson recouverte de papier sulfurisé. Arroser d'une cuillère à soupe d'huile d'olive, saler et poivrer. Mélanger pour bien enrober les betteraves.

3. Rôtir les betteraves au four préchauffé pendant environ 25-30 minutes, ou jusqu'à ce qu'elles soient tendres et légèrement caramélisées. Remuer à mi-cuisson.

4. Pendant ce temps, préparer les segments d'agrumes en retirant la peau et la membrane blanche. Réserver.

5. Dans un petit bol, préparer la vinaigrette en mélangeant le vinaigre balsamique, une cuillère à soupe d'huile d'olive, du sel et du poivre.

6. Dans un grand bol de service, disposer les betteraves rôties, les segments d'agrumes et les noix grillées.

7. Arroser la salade avec la vinaigrette préparée. Mélanger délicatement pour enrober tous les ingrédients.

8. Garnir la salade de menthe fraîche hachée.

9. Servir la salade de betteraves rôties et d'agrumes comme entrée rafraîchissante.

Informations Nutritionnelles (par portion) :

- Calories : 200 calories
- Protéines : 4 g
- Glucides : 25 g
- Lipides : 12 g
- Fibres : 5 g

Sauté de Brocoli et de Champignons :

Description du Repas : Ce sauté de brocoli et de champignons est un plat délicieux et nutritif, rempli de légumes croquants et riches en saveurs. Le brocoli et les champignons sont rapidement sautés dans une délicieuse sauce soja, créant ainsi un mélange savoureux et satisfaisant. Ce plat léger et équilibré est idéal pour accompagner vos repas ou en tant que plat principal pour votre bien-être dans le contexte de la polymyalgie rhumatismale.

Ingrédients :

- 2 tasses de brocoli, coupé en petits bouquets
- 1 tasse de champignons, tranchés
- 1 oignon, coupé en lanières
- 2 gousses d'ail, hachées
- 2 cuillères à soupe de sauce soja
- 1 cuillère à soupe d'huile d'olive
- 1 cuillère à café de gingembre frais, râpé
- 1 cuillère à café de miel (facultatif)
- Poivre rouge écrasé (facultatif)
- Grain de sésame grillé pour la garniture

(facultatif)

- Coriandre fraîche hachée pour la garniture (facultatif)

Instructions :

1. Dans un bol, mélanger la sauce soja, le gingembre râpé, le miel (si utilisé) et une pincée de poivre rouge écrasé. Réserver.

2. Dans une grande poêle ou un wok, chauffer l'huile d'olive à feu moyen. Ajouter l'oignon et l'ail hachés, puis faire sauter pendant 2 à 3 minutes, jusqu'à ce qu'ils soient translucides et parfumés.

3. Ajouter les champignons tranchés dans la poêle. Faire sauter pendant environ 3-4 minutes, jusqu'à ce qu'ils soient dorés et tendres.

4. Ajouter les bouquets de brocoli dans la poêle. Faire sauter pendant environ 4-5 minutes, en remuant fréquemment, jusqu'à ce que le brocoli soit légèrement croquant mais tendre.

5. Verser la sauce soja préparée sur les légumes dans la poêle. Mélanger pour enrober les légumes de la sauce.

6. Continuer à faire sauter pendant 2-3 minutes supplémentaires pour que les saveurs se combinent.

7. Retirer du feu et transférer le sauté de brocoli et de champignons dans un plat de service.

8. Garnir avec des graines de sésame grillé et de la coriandre fraîche hachée, si désiré.

9. Servir le sauté de brocoli et de champignons

chaudement, seul ou accompagné de riz ou de nouilles.

Informations Nutritionnelles (par portion) :

- Calories : 140 calories
- Protéines : 6 g
- Glucides : 18 g
- Lipides : 7 g
- Fibres : 5 g

Salade de Fruits avec Arrosage à la Menthe et au Miel :

Description du Repas : Cette salade de fruits avec arrosage à la menthe et au miel est une option rafraîchissante et délicieuse pour satisfaire vos envies sucrées tout en profitant des bienfaits des fruits naturels. Les fruits frais et juteux sont agrémentés d'une touche de menthe fraîche et d'un filet de miel doré, créant ainsi une salade colorée et parfumée qui régalera vos sens. Cette salade est une manière délicieuse d'ajouter des nutriments essentiels à votre alimentation dans le contexte de la polymyalgie rhumatismale.

Ingrédients :

- 1 tasse de fraises, coupées en quartiers
- 1 tasse de kiwi, pelé et coupé en tranches
- 1 tasse de mangue, pelée et coupée en dés
- 1 tasse de melon, coupé en dés
- 1 tasse de raisins (rouges ou verts), coupés en deux
- Feuilles de menthe fraîche, pour la garniture
- 2 cuillères à soupe de miel

- Jus de 1 citron vert (facultatif)

Instructions :

1. Dans un grand bol, mélanger délicatement les quartiers de fraises, les tranches de kiwi, les dés de mangue, les dés de melon et les moitiés de raisins.

2. Dans un petit bol, mélanger le miel avec le jus de citron vert (si utilisé).

3. Arroser la salade de fruits avec le mélange de miel et de jus de citron vert. Mélanger doucement pour enrober les fruits du mélange.

4. Réfrigérer la salade pendant environ 15-30 minutes pour permettre aux saveurs de se marier.

5. Au moment de servir, garnir la salade de feuilles de menthe fraîche.

6. Servir la salade de fruits avec arrosage à la menthe et au miel comme dessert rafraîchissant.

Informations Nutritionnelles (par portion) :

- Calories : 120 calories

- Protéines : 2 g

- Glucides : 30 g

- Lipides : 1 g

- Fibres : 4 g

Saumon au Four avec Citron et Aneth :

Description du Repas : Ce saumon au four avec citron et aneth est un plat succulent et plein de saveurs, parfait pour une option de repas saine et délicieuse. Le saumon est cuit au four avec des tranches de citron et des brins d'aneth frais, ce qui donne une combinaison délicieuse de saveurs fraîches et d'arômes subtils. Ce plat riche en acides gras oméga-3 et en protéines est excellent pour votre bien-être dans le contexte de la polymyalgie rhumatismale.

Ingrédients :

- 2 filets de saumon (environ 150 g chacun)
- 2 tranches de citron
- 2 cuillères à soupe d'aneth frais, haché
- 1 cuillère à soupe d'huile d'olive
- Sel et poivre au goût

Instructions :

1. Préchauffer le four à 180°C (350°F).
2. Placer les filets de saumon sur une plaque de cuisson recouverte de papier sulfurisé.
3. Badigeonner les filets de saumon avec de l'huile d'olive des deux côtés.
4. Saupoudrer les filets de saumon avec du sel, du poivre et une cuillère à soupe d'aneth frais haché.
5. Disposer une tranche de citron sur chaque filet de saumon.
6. Cuire le saumon au four préchauffé pendant environ 15-20 minutes, ou jusqu'à ce que la chair soit opaque et se défasse facilement à la fourchette.
7. Retirer le saumon du four et le laisser reposer pendant quelques minutes.
8. Garnir le saumon cuit avec des brins d'aneth frais supplémentaires avant de servir.
9. Servir le saumon au four avec citron et aneth

accompagné de légumes grillés ou de riz pour un repas complet.

Informations Nutritionnelles (par portion) :

- Calories : 250 calories

- Protéines : 25 g

- Glucides : 0 g

- Lipides : 16 g

- Fibres : 0 g

Maquereau Grillé avec Quinoa aux Herbes :

Description du Repas : Ce maquereau grillé avec quinoa aux herbes est un plat équilibré et délicieux qui associe les bienfaits des poissons gras et des grains entiers. Le maquereau grillé apporte des acides gras oméga-3 essentiels, tandis que le quinoa aux herbes ajoute une touche de saveur et de nutriments. Ce plat est une option saine et satisfaisante pour votre bien-être dans le contexte de la polymyalgie rhumatismale.

Ingrédients :

- 2 filets de maquereau

- 1 tasse de quinoa

- 2 tasses d'eau ou de bouillon de légumes

- 2 cuillères à soupe d'huile d'olive

- Jus de 1 citron

- 2 cuillères à soupe d'herbes fraîches hachées (persil, ciboulette, aneth)

- Sel et poivre au goût

Instructions :

1. Rincer le quinoa à l'eau froide pour enlever l'amertume. Dans une casserole, porter 2 tasses d'eau (ou de bouillon de légumes) à ébullition. Ajouter le quinoa et réduire le feu à moyen-doux. Couvrir et laisser mijoter pendant environ 15-20 minutes, ou jusqu'à ce que le quinoa soit cuit et que les germes soient visibles.

2. Pendant ce temps, préchauffer le gril à feu moyen-élevé.

3. Badigeonner les filets de maquereau avec de l'huile d'olive et du jus de citron. Saupoudrer de sel et de poivre.

4. Placer les filets de maquereau sur le gril préchauffé. Cuire pendant environ 3-4 minutes de chaque côté, ou jusqu'à ce que le maquereau soit cuit et que la chair se défasse facilement.

5. Lorsque le quinoa est cuit, retirer la casserole du feu et laisser reposer pendant quelques minutes. Ensuite, ajouter les herbes fraîches hachées au quinoa cuit. Mélanger délicatement pour bien incorporer les herbes.

6. Servir les filets de maquereau grillé sur un lit de quinoa aux herbes. Arroser d'un filet de jus de citron frais, si désiré.

7. Servir le maquereau grillé avec quinoa aux herbes accompagné de légumes cuits à la vapeur ou d'une salade verte.

Informations Nutritionnelles (par portion) :

- Calories : 350 calories
- Protéines : 25 g

- Glucides : 30 g

- Lipides : 15 g

- Fibres : 4 g

Salade de Thon et Haricots Blancs avec Vinaigrette à l'Huile d'Olive :

Description du Repas : Cette salade de thon et haricots blancs avec vinaigrette à l'huile d'olive est une option saine et rassasiante, parfaite pour un déjeuner nutritif ou un dîner léger. Le thon apporte une source de protéines maigres, tandis que les haricots blancs ajoutent des fibres et des glucides complexes. La vinaigrette à l'huile d'olive ajoute une touche d'arôme et de saveur, créant ainsi un plat équilibré pour votre bien-être dans le contexte de la polymyalgie rhumatismale.

Ingrédients :

- 1 boîte de thon en conserve, égoutté

- 1 tasse de haricots blancs cuits (en conserve ou cuits à partir de secs)

- 1 poivron rouge, coupé en dés

- 1/2 oignon rouge, finement tranché

- 1 concombre, coupé en dés

- 2 cuillères à soupe de persil frais, haché

- 2 cuillères à soupe d'huile d'olive extra vierge

- Jus de 1 citron

- Sel et poivre au goût

Instructions :

1. Dans un grand bol, mélanger les haricots blancs

cuits, les dés de poivron rouge, les tranches d'oignon rouge, les dés de concombre et le persil frais haché.

2. Ajouter le thon égoutté au mélange de légumes.

3. Dans un petit bol, préparer la vinaigrette en mélangeant l'huile d'olive extra vierge, le jus de citron, du sel et du poivre.

4. Verser la vinaigrette sur la salade de thon et haricots blancs. Mélanger délicatement pour enrober les ingrédients de la vinaigrette.

5. Goûter et ajuster l'assaisonnement selon vos préférences en ajoutant plus de sel, de poivre ou de jus de citron.

6. Laisser reposer la salade au réfrigérateur pendant environ 15-30 minutes pour que les saveurs se marient.

7. Avant de servir, mélanger à nouveau la salade et garnir de feuilles de persil frais, si désiré.

8. Servir la salade de thon et haricots blancs avec vinaigrette à l'huile d'olive comme plat principal ou en accompagnement.

Informations Nutritionnelles (par portion) :

- Calories : 300 calories

- Protéines : 20 g

- Glucides : 25 g

- Lipides : 15 g

- Fibres : 7 g

Wraps de Sardines et d'Avocat avec Laitue :

Description du Repas : Ces wraps de sardines et d'avocat avec laitue sont une option légère et savoureuse, parfaite pour une collation saine ou un déjeuner rapide. Les sardines apportent des acides gras oméga-3 bénéfiques pour la santé, tandis que l'avocat ajoute une texture crémeuse et des nutriments essentiels. Enveloppés dans des feuilles de laitue fraîche, ces wraps constituent une manière délicieuse de prendre soin de votre bien-être dans le contexte de la polymyalgie rhumatismale.

Ingrédients :

- 1 boîte de sardines en conserve, égouttées et écrasées à la fourchette
- 1 avocat mûr, coupé en tranches
- Feuilles de laitue (laitue iceberg, laitue romaine, ou autre laitue de votre choix)
- 1/4 d'oignon rouge, finement tranché
- 1 petit concombre, coupé en fines lanières
- 2 cuillères à soupe de jus de citron
- 1 cuillère à soupe d'huile d'olive
- Sel et poivre au goût

Instructions :

1. Dans un bol, mélanger les sardines écrasées avec le jus de citron, l'huile d'olive, du sel et du poivre. Réserver.

2. Préparer les tranches d'avocat, les lanières de concombre, et les tranches d'oignon rouge.

3. Laver et sécher les feuilles de laitue pour les utiliser comme enveloppe pour les wraps.

4. Pour assembler les wraps, prendre une feuille de laitue et y déposer une portion de sardines écrasées au centre.

5. Ajouter quelques tranches d'avocat, des lanières de concombre et des tranches d'oignon rouge sur les sardines.

6. Replier les côtés de la feuille de laitue sur le mélange de sardines et d'accompagnements, puis rouler pour former un wrap.

7. Répéter le processus avec les autres feuilles de laitue et les ingrédients restants.

8. Servir les wraps de sardines et d'avocat avec laitue avec un côté de légumes frais ou de chips de légumes pour une collation ou un repas léger.

Informations Nutritionnelles (par portion) :

- Calories : 250 calories

- Protéines : 16 g

- Glucides : 15 g

- Lipides : 15 g

- Fibres : 8 g

Morue avec Légumes Rôtis et Herbes :

Description du Repas : Ce plat de morue avec légumes rôtis et herbes est une option savoureuse et équilibrée qui allie les bienfaits du poisson maigre et des légumes rôtis. La morue est cuite à la perfection, tandis que les légumes colorés sont rôtis pour libérer leurs saveurs naturelles. Les herbes fraîches ajoutent une touche aromatique à ce plat délicieux et nourrissant, idéal pour votre bien-être dans le contexte de la polymyalgie rhumatismale.

Ingrédients :

- 2 filets de morue
- 2 tasses de légumes mélangés (carottes, courgettes, poivrons, oignons), coupés en morceaux
- 2 cuillères à soupe d'huile d'olive
- 2 cuillères à soupe d'herbes fraîches hachées (thym, romarin, persil)
- Jus de 1 citron
- Sel et poivre au goût

Instructions :

1. Préchauffer le four à 200°C (390°F).
2. Placer les morceaux de légumes mélangés sur une plaque de cuisson. Arroser d'huile d'olive, de jus de citron, de sel et de poivre. Mélanger pour bien enrober les légumes.
3. Rôtir les légumes au four préchauffé pendant environ 20-25 minutes, ou jusqu'à ce qu'ils soient dorés et tendres.
4. Pendant ce temps, assaisonner les filets de morue avec du sel, du poivre et les herbes fraîches hachées.
5. Dans une poêle antiadhésive, chauffer un peu d'huile d'olive à feu moyen. Ajouter les filets de morue et cuire pendant environ 3-4 minutes de chaque côté, ou jusqu'à ce que le poisson soit cuit et que la chair se défasse facilement.
6. Retirer les filets de morue de la poêle et les servir

sur un lit de légumes rôtis.

7. Garnir avec des herbes fraîches hachées supplémentaires avant de servir.

8. Servir la morue avec légumes rôtis et herbes comme plat principal, accompagné de quinoa, de riz ou de pommes de terre.

Informations Nutritionnelles (par portion) :

- Calories : 250 calories
- Protéines : 25 g
- Glucides : 15 g
- Lipides : 10 g
- Fibres : 5 g

Eau Infusée avec Concombre, Citron et Menthe :

Description de la Boisson : Cette eau infusée avec concombre, citron et menthe est une boisson rafraîchissante et hydratante, parfaite pour étancher votre soif tout en profitant des saveurs délicates des ingrédients naturels. Le concombre apporte une note fraîche, le citron ajoute une touche d'acidité vive, tandis que la menthe offre une saveur aromatique apaisante. Cette boisson saine est idéale pour votre bien-être dans le contexte de la polymyalgie rhumatismale.

Ingrédients :

- 1/2 concombre, coupé en fines rondelles
- 1 citron, coupé en tranches
- Quelques feuilles de menthe fraîche
- Eau filtrée

Instructions :

1. Dans une carafe ou un pichet, déposer les rondelles de concombre et les tranches de citron.

2. Ajouter les feuilles de menthe fraîche dans la carafe.

3. Remplir la carafe d'eau filtrée jusqu'au sommet.

4. Couvrir la carafe et laisser infuser au réfrigérateur pendant au moins 1 heure, voire toute la nuit, pour que les saveurs se mélangent.

5. Au moment de servir, ajouter des glaçons dans les verres, si désiré.

6. Verser l'eau infusée dans les verres, en veillant à répartir les rondelles de concombre, les tranches de citron et les feuilles de menthe.

7. Si vous le souhaitez, ajouter une tranche de citron ou une feuille de menthe dans chaque verre pour la garniture.

8. Déguster cette eau infusée avec concombre, citron et menthe pour une hydratation rafraîchissante.

Note : Vous pouvez recharger la carafe avec de l'eau et réutiliser les ingrédients pour une deuxième infusion avant de les remplacer.

Thé aux Herbes avec Gingembre et Curcuma :

Description de la Boisson : Ce thé aux herbes avec gingembre et curcuma est une boisson réconfortante et apaisante, associant les bienfaits du gingembre et du curcuma à la chaleur réconfortante d'une tasse de thé. Le gingembre ajoute une saveur épicée et stimulante, tandis que le curcuma apporte des propriétés anti-inflammatoires et une belle teinte dorée. Cette infusion bienfaisante est idéale pour votre bien-être dans le contexte de la polymyalgie rhumatismale.

Ingrédients :

- 1 pouce de racine de gingembre frais, pelée et tranchée en fines rondelles
- 1 cuillère à café de curcuma en poudre
- 2 tasses d'eau
- Miel ou édulcorant naturel (facultatif)
- Tranches de citron (facultatif)

Instructions :

1. Dans une casserole, porter l'eau à ébullition.
2. Ajouter les rondelles de gingembre frais dans l'eau bouillante.
3. Réduire le feu à moyen-doux et laisser mijoter pendant environ 10 minutes pour infuser le gingembre.
4. Retirer la casserole du feu et ajouter le curcuma en poudre. Mélanger pour bien incorporer.
5. Laisser le mélange de gingembre et de curcuma reposer pendant quelques minutes pour que les saveurs se développent.
6. Utiliser une passoire pour verser le thé aux herbes dans des tasses de service.
7. Si désiré, ajouter du miel ou un édulcorant naturel pour sucrer légèrement le thé.
8. Garnir chaque tasse avec une tranche de citron, si vous le souhaitez.
9. Déguster ce thé aux herbes avec gingembre et

curcuma pour une boisson réconfortante.

Smoothie à l'Eau de Coco avec Baies et Épinards :

Description de la Boisson : Ce smoothie à l'eau de coco avec baies et épinards est une boisson revitalisante et nutritive, combinant les bienfaits hydratants de l'eau de coco aux antioxydants des baies et aux nutriments des épinards. Les baies apportent une touche sucrée et acidulée, tandis que les épinards ajoutent de la fraîcheur et de la couleur. Ce smoothie est une option délicieuse pour votre bien-être dans le contexte de la polymyalgie rhumatismale.

Ingrédients :

- 1 tasse d'eau de coco

- 1 tasse de baies mélangées (fraises, framboises, myrtilles)

- 1 tasse d'épinards frais

- 1 banane mûre

- 1 cuillère à soupe de graines de chia (facultatif)

- Glace (facultatif)

Instructions :

1. Dans un mixeur, ajouter l'eau de coco, les baies mélangées, les épinards, la banane et les graines de chia (si utilisées).

2. Si désiré, ajouter quelques glaçons pour donner au smoothie une texture plus froide et crémeuse.

3. Mélanger tous les ingrédients jusqu'à obtenir une consistance lisse et homogène.

4. Goûter le smoothie et ajuster la quantité de baies ou de banane selon vos préférences personnelles.

5. Verser le smoothie à l'eau de coco avec baies et épinards dans des verres de service.

6. Garnir le smoothie avec quelques baies supplémentaires et des feuilles d'épinards, si vous le souhaitez.

7. Déguster ce smoothie revitalisant comme collation ou petit-déjeuner nourrissant.

Informations Nutritionnelles :

- Calories : 200 calories
- Glucides : 35 g
- Protéines : 4 g
- Lipides : 2 g
- Fibres : 8 g

Eau Pétillante avec Tranches d'Agrumes Frais :

Description de la Boisson : Cette eau pétillante avec tranches d'agrumes frais est une boisson rafraîchissante et pétillante, parfaite pour apporter une touche de saveur naturelle à vos moments de désaltération. Les tranches d'agrumes ajoutent une note acidulée et parfumée à l'eau pétillante, créant ainsi une boisson légère et désaltérante. Cette option est idéale pour votre bien-être dans le contexte de la polymyalgie rhumatismale.

Ingrédients :

- Eau pétillante (non sucrée)
- Tranches d'agrumes mélangés (citron, lime, orange, pamplemousse)

Instructions :

1. Remplir un verre avec de l'eau pétillante.

2. Ajouter quelques tranches d'agrumes mélangés dans le verre. Vous pouvez utiliser des tranches de citron, de lime, d'orange et/ou de pamplemousse selon vos préférences.

3. Laisser les tranches d'agrumes infuser dans l'eau pétillante pendant quelques minutes, en appuyant légèrement sur les tranches pour libérer les saveurs.

4. Ajouter des glaçons si vous le souhaitez pour maintenir la boisson bien fraîche.

5. Remuer doucement pour répartir les saveurs des agrumes dans l'eau.

6. Déguster cette eau pétillante avec tranches d'agrumes frais comme boisson désaltérante.

Boisson Hydratante aux Graines de Chia avec Citron Vert :

Description de la Boisson : Cette boisson hydratante aux graines de chia avec citron vert est une option rafraîchissante et revitalisante pour maintenir votre hydratation tout en profitant des bienfaits des graines de chia et du goût acidulé du citron vert. Les graines de chia ajoutent de la texture et des fibres, tandis que le citron vert apporte une note piquante et rafraîchissante. Cette boisson est une excellente manière de prendre soin de votre bien-être dans le contexte de la polymyalgie rhumatismale.

Ingrédients :

- 2 cuillères à soupe de graines de chia
- 2 tasses d'eau filtrée
- Jus de 1 citron vert

- 1 cuillère à soupe de miel ou d'édulcorant naturel (facultatif)
- Glaçons (facultatif)
- Tranches de citron vert pour garnir

Instructions :

1. Dans un récipient, mélanger les graines de chia avec l'eau filtrée. Bien remuer pour éviter les grumeaux.

2. Laisser les graines de chia reposer pendant environ 15 minutes, en remuant de temps en temps. Les graines absorberont le liquide et formeront une texture gélatineuse.

3. Une fois les graines de chia gonflées, ajouter le jus de citron vert et le miel (si utilisé). Mélanger pour bien incorporer les ingrédients.

4. Si désiré, ajouter des glaçons pour refroidir la boisson.

5. Verser la boisson hydratante aux graines de chia avec citron vert dans des verres de service.

6. Garnir chaque verre avec une tranche de citron vert pour ajouter une touche de fraîcheur.

7. Remuer doucement la boisson avant de déguster.

8. Profitez de cette boisson aux graines de chia et citron vert comme une option hydratante et revitalisante.

Informations Nutritionnelles :

- Calories : 60 calories
- Glucides : 10 g

- Fibres : 8 g

- Protéines : 2 g

- Lipides : 3 g

Bol Méditerranéen de Céréales avec Grains Entiers, Légumes Grillés et Feta :

Description du Plat : Ce bol méditerranéen de céréales avec grains entiers, légumes grillés et feta est une option saine et délicieuse qui réunit les saveurs méditerranéennes emblématiques. Les grains entiers fournissent une base nutritive, les légumes grillés ajoutent une variété de textures et de saveurs, et le fromage feta apporte une touche de crémeux et de salinité. Ce plat équilibré est idéal pour soutenir votre bien-être dans le contexte de la polymyalgie rhumatismale.

Ingrédients :

- 1 tasse de mélange de grains entiers cuits (quinoa, boulgour, orge, épeautre, etc.)

- Assortiment de légumes (aubergines, poivrons, courgettes, tomates), coupés en morceaux

- 1/2 tasse de fromage feta émietté

- 2 cuillères à soupe d'huile d'olive

- Jus de 1 citron

- 2 cuillères à soupe d'herbes fraîches hachées (persil, menthe, origan)

- Sel et poivre au goût

Instructions :

1. Préchauffer le gril à feu moyen-élevé.

2. Dans un bol, mélanger les morceaux de légumes

avec l'huile d'olive, du sel et du poivre.

3. Placer les légumes sur la grille du gril et cuire pendant environ 5-7 minutes de chaque côté, ou jusqu'à ce qu'ils soient tendres et légèrement grillés. Retirer du gril et réserver.

4. Dans un grand bol, mélanger les grains entiers cuits avec le jus de citron et les herbes fraîches hachées. Assaisonner avec du sel et du poivre au goût.

5. Ajouter les légumes grillés sur le dessus des grains entiers dans le bol.

6. Garnir le bol avec du fromage feta émietté.

7. Pour plus de saveurs, vous pouvez ajouter une touche d'huile d'olive supplémentaire et des herbes fraîches sur le dessus.

8. Mélanger tous les ingrédients du bol juste avant de déguster.

9. Savourez ce bol méditerranéen de céréales avec grains entiers, légumes grillés et feta comme un repas complet et équilibré.

Informations Nutritionnelles :

- Calories : 350 calories

- Glucides : 40g

- Protéines : 12 g

- Lipides : 18 g

- Fibres : 8 g

Pancakes au Blé Entier avec Baies Fraîches :

Description du Plat : Ces pancakes au blé entier avec baies fraîches sont une option délicieuse et nutritive pour un petit-déjeuner équilibré. Les pancakes moelleux faits avec de la farine de blé entier offrent une base riche en fibres, tandis que les baies fraîches ajoutent une touche sucrée et acidulée. Ce petit-déjeuner savoureux est parfait pour soutenir votre bien-être dans le contexte de la polymyalgie rhumatismale.

Ingrédients :

- 1 tasse de farine de blé entier
- 1 cuillère à soupe de sucre (ou édulcorant naturel)
- 1 cuillère à café de levure chimique
- 1/4 cuillère à café de sel
- 1 tasse de lait (lait de vache, lait végétal)
- 1 œuf
- 2 cuillères à soupe d'huile végétale
- Baies fraîches mélangées (framboises, myrtilles, fraises)
- Sirop d'érable (ou autre sirop naturel) pour servir

Instructions :

1. Dans un grand bol, mélanger la farine de blé entier, le sucre, la levure chimique et le sel.

2. Dans un autre bol, fouetter ensemble le lait, l'œuf et l'huile végétale.

3. Verser les ingrédients liquides dans les ingrédients secs et mélanger jusqu'à obtenir une pâte homogène. Ne pas trop mélanger pour éviter que les pancakes ne deviennent durs.

4. Préchauffer une poêle antiadhésive à feu moyen.

5. Verser environ 1/4 de tasse de pâte dans la poêle préchauffée pour former chaque pancake.

6. Cuire les pancakes jusqu'à ce que des bulles se forment à la surface et que les bords soient légèrement dorés. Retourner les pancakes et cuire de l'autre côté jusqu'à ce qu'ils soient bien dorés.

7. Répéter le processus avec le reste de la pâte.

8. Servir les pancakes au blé entier avec un assortiment de baies fraîches sur le dessus.

9. Arroser les pancakes avec du sirop d'érable ou un autre sirop naturel, si désiré.

10. Savourez ces pancakes au blé entier avec baies fraîches comme un petit-déjeuner nutritif et satisfaisant.

Informations Nutritionnelles :

- Calories : 250 calories (pour 3-4 pancakes)
- Glucides : 35 g
- Protéines : 8 g
- Lipides : 8 g
- Fibres : 6 g

Flocons d'Avoine Nuit avec Graines de Chia et Fruits Mélangés :

Description du Plat : Ces flocons d'avoine nuit avec graines de chia et fruits mélangés sont un petit-déjeuner pratique et nutritif que vous pouvez préparer la veille pour gagner du temps le matin. Les flocons d'avoine et les graines de chia offrent une base riche en fibres et en nutriments, tandis que les fruits mélangés ajoutent une touche de fraîcheur et de douceur. Ce petit-déjeuner équilibré est idéal pour soutenir votre bien-être dans le contexte de la polymyalgie rhumatismale.

Ingrédients :

- 1/2 tasse de flocons d'avoine
- 1 cuillère à soupe de graines de chia
- 1/2 tasse de lait (lait de vache, lait végétal)
- 1 cuillère à soupe de miel ou édulcorant naturel
- 1/2 cuillère à café d'extrait de vanille (facultatif)
- Fruits mélangés (banane, baies, mangue, kiwi, etc.), coupés en morceaux

Instructions :

1. Dans un pot ou un contenant hermétique, mélanger les flocons d'avoine et les graines de chia.

2. Ajouter le lait, le miel (ou édulcorant) et l'extrait de vanille (si utilisé). Bien mélanger tous les ingrédients.

3. Couvrir le contenant avec un couvercle hermétique et placer au réfrigérateur pendant la nuit, ou au moins pendant 4 heures, pour que les flocons d'avoine et les graines de chia gonflent et absorbent le liquide.

4. Le matin, sortir le contenant du réfrigérateur.

5. Remuer les flocons d'avoine et les graines de chia pour bien mélanger.

6. Ajouter les morceaux de fruits mélangés sur le dessus.

7. Si désiré, saupoudrer de graines de chia

supplémentaires ou de noix concassées pour plus de texture.

8. Savourez ces flocons d'avoine nuit avec graines de chia et fruits mélangés comme un petit-déjeuner nutritif et délicieux.

Informations Nutritionnelles :

- Calories : 300 calories (selon les fruits et les ingrédients utilisés)

- Glucides : 50 g

- Protéines : 8 g

- Lipides : 8 g

- Fibres : 10 g

Burrito de Petit-Déjeuner aux Céréales Entières avec Œufs, Légumes et Avocat :

Description du Plat : Ce burrito de petit-déjeuner aux céréales entières avec œufs, légumes et avocat est une option délicieuse et équilibrée pour un repas matinal copieux. Les tortillas aux céréales entières fournissent une base riche en fibres, tandis que les œufs brouillés, les légumes frais et l'avocat crémeux ajoutent des saveurs et des nutriments. Ce burrito est parfait pour soutenir votre bien-être dans le contexte de la polymyalgie rhumatismale.

Ingrédients :

- 1 tortilla aux céréales entières

- 2 œufs

- Assortiment de légumes (poivrons, oignons, épinards), coupés en morceaux

- 1/4 d'avocat, tranché

- 1/4 de tasse de fromage râpé (facultatif)
- Sel et poivre au goût
- Huile d'olive

Instructions :

1. Dans une poêle, chauffer un peu d'huile d'olive à feu moyen.

2. Ajouter les légumes coupés en morceaux dans la poêle et faire sauter pendant quelques minutes jusqu'à ce qu'ils soient tendres.

3. Dans un bol, battre les œufs avec du sel et du poivre.

4. Pousser les légumes sur un côté de la poêle et verser les œufs battus de l'autre côté.

5. Cuire les œufs en les brouillant avec les légumes jusqu'à ce qu'ils soient cuits.

6. Chauffer la tortilla aux céréales entières au micro-ondes pendant quelques secondes pour la ramollir.

7. Placer les œufs brouillés et les légumes cuits au centre de la tortilla.

8. Ajouter les tranches d'avocat sur le dessus.

9. Si désiré, saupoudrer de fromage râpé.

10. Plier les bords de la tortilla et rouler pour former le burrito.

11. Réchauffer le burrito rapidement dans la poêle, si vous le souhaitez.

12. Savourez ce burrito de petit-déjeuner aux céréales entières avec œufs, légumes et avocat comme un

repas copieux et équilibré.

Informations Nutritionnelles :

- Calories : 350 calories
- Glucides : 30 g
- Protéines : 15 g
- Lipides : 20 g
- Fibres : 7 g

Porridge de Farro avec Cannelle et Banane en Tranches :

Description du Plat : Ce porridge de farro avec cannelle et banane en tranches est une option chaleureuse et réconfortante pour un petit-déjeuner nutritif. Le farro, un ancien grain entier, devient crémeux et délicieux lorsqu'il est cuit en porridge. La cannelle ajoute une touche d'arôme chaleureux et la banane en tranches apporte une douceur naturelle. Ce petit-déjeuner nourrissant est idéal pour soutenir votre bien-être dans le contexte de la polymyalgie rhumatismale.

Ingrédients :

- 1/2 tasse de farro
- 1 tasse d'eau
- 1 tasse de lait (lait de vache, lait végétal)
- 1/2 cuillère à café de cannelle en poudre
- 1 banane, tranchée
- 1 cuillère à soupe de miel ou édulcorant naturel (facultatif)
- Noix ou graines (noix hachées, amandes, graines de chia) pour garnir

Instructions :

1. Rincer le farro sous l'eau froide dans une passoire.

2. Dans une casserole, mélanger le farro rincé avec l'eau. Porter à ébullition, puis réduire le feu à moyen-doux.

3. Laisser mijoter le farro pendant environ 15-20 minutes, en remuant de temps en temps, jusqu'à ce qu'il soit tendre et crémeux. Si nécessaire, ajouter un peu plus d'eau pendant la cuisson.

4. Incorporer le lait et la cannelle en poudre dans le farro cuit. Laisser mijoter pendant quelques minutes de plus jusqu'à ce que le mélange soit chaud et crémeux.

5. Retirer la casserole du feu et ajouter le miel (ou édulcorant) selon vos préférences de sucré.

6. Verser le porridge de farro avec cannelle dans des bols de service.

7. Garnir chaque bol avec des tranches de banane et des noix ou graines pour ajouter de la texture.

8. Savourez ce porridge de farro avec cannelle et banane en tranches comme un petit-déjeuner réconfortant et nourrissant.

Informations Nutritionnelles :

- Calories : 300 calories

- Glucides : 60 g

- Protéines : 6 g

- Lipides : 2 g

- Fibres : 8 g

Bâtonnets de Légumes avec Houmous :

Description du Plat : Ces bâtonnets de légumes avec houmous sont une option saine et délicieuse pour une collation équilibrée et riche en nutriments. Les légumes croquants apportent une variété de couleurs et de textures, tandis que le houmous crémeux ajoute de la saveur et des protéines. Cette collation légère est idéale pour soutenir votre bien-être dans le contexte de la polymyalgie rhumatismale.

Ingrédients :

- Assortiment de légumes (carottes, concombres, céleri, poivrons), coupés en bâtonnets
- Houmous (fait maison ou acheté en magasin)

Instructions :

1. Laver et éplucher les légumes si nécessaire.
2. Couper les légumes en bâtonnets de taille appropriée pour tremper dans le houmous.
3. Disposer les bâtonnets de légumes sur une assiette de service.
4. Placer un bol de houmous au centre de l'assiette.
5. Tremper les bâtonnets de légumes dans le houmous et déguster.
6. Si désiré, vous pouvez saupoudrer de poivre noir, de paprika ou d'autres épices sur le houmous pour ajouter de la saveur.
7. Profitez de ces bâtonnets de légumes avec houmous comme une collation nutritive et rafraîchissante.

Informations Nutritionnelles :

- Calories : 150 calories (selon la quantité de houmous)
- Glucides : 15 g
- Protéines : 6 g
- Lipides : 8 g
- Fibres : 6 g

Brochettes de Fruits Frais avec Trempette au Yaourt Grec :

Description du Plat : Ces brochettes de fruits frais avec trempette au yaourt grec sont une option colorée et savoureuse pour une collation légère et nutritive. Les fruits frais apportent une variété de saveurs sucrées et acidulées, tandis que la trempette au yaourt grec ajoute une touche crémeuse et protéinée. Cette collation équilibrée est parfaite pour soutenir votre bien-être dans le contexte de la polymyalgie rhumatismale.

Ingrédients :

- Assortiment de fruits (fraises, ananas, melon, raisins, kiwi, etc.)
- Yaourt grec nature
- Miel ou édulcorant naturel (facultatif)
- Bâtonnets à brochettes en bois

Instructions :

1. Laver et préparer les fruits en morceaux de taille appropriée pour enfiler sur les brochettes.
2. Enfiler les morceaux de fruits sur les bâtonnets à brochettes de manière variée et colorée.
3. Dans un petit bol, mélanger le yaourt grec avec

du miel ou un édulcorant naturel, si désiré, pour ajouter de la douceur à la trempette.

4. Disposer les brochettes de fruits sur une assiette de service.

5. Placer le bol de trempette au yaourt grec à côté des brochettes.

6. Tremper les morceaux de fruits dans la trempette au yaourt grec et savourer.

7. Profitez de ces brochettes de fruits frais avec trempette au yaourt grec comme une collation rafraîchissante et nutritive.

Informations Nutritionnelles :

- Calories : 200 calories (selon la quantité de yaourt grec et de miel)

- Glucides : 30 g

- Protéines : 8 g

- Lipides : 5 g

- Fibres : 5 g

Poivrons Farcis au Quinoa et aux Épinards :

Description du Plat : Ces poivrons farcis au quinoa et aux épinards sont une option savoureuse et nutritive pour un repas équilibré. Les poivrons doux servent de contenant naturel pour un mélange de quinoa, d'épinards et d'autres ingrédients délicieux. Cette recette est parfaite pour soutenir votre bien-être dans le contexte de la polymyalgie rhumatismale.

Ingrédients :

- Poivrons de différentes couleurs

- 1 tasse de quinoa cuit
- 1 tasse d'épinards frais, hachés
- 1/2 tasse de tomates coupées en dés
- 1/2 tasse de fromage feta émietté
- 1/4 de tasse d'oignon rouge haché
- 1 gousse d'ail, émincée
- 1 cuillère à café d'huile d'olive
- Sel et poivre au goût
- Herbes fraîches hachées (persil, coriandre, origan) pour garnir

Instructions :

1. Préchauffer le four à 180°C (350°F).

2. Laver les poivrons, couper le haut pour enlever le chapeau et retirer les graines et les membranes.

3. Dans une poêle, chauffer l'huile d'olive à feu moyen. Ajouter l'oignon rouge et l'ail et faire sauter jusqu'à ce qu'ils soient translucides.

4. Ajouter les épinards hachés à la poêle et cuire jusqu'à ce qu'ils soient ramollis.

5. Dans un bol, mélanger le quinoa cuit, les épinards cuits, les tomates, le fromage feta émietté, le sel et le poivre.

6. Remplir les poivrons vidés avec le mélange de quinoa et d'épinards.

7. Placer les poivrons farcis dans un plat allant au four.

8. Couvrir le plat de papier aluminium et cuire au

four pendant environ 25-30 minutes, ou jusqu'à ce que les poivrons soient tendres.

9. Retirer le papier aluminium et cuire pendant encore 5-10 minutes pour dorer légèrement le dessus des poivrons farcis.

10. Garnir de herbes fraîches hachées avant de servir.

11. Savourez ces poivrons farcis au quinoa et aux épinards comme un repas nourrissant et délicieux.

Informations Nutritionnelles :

- Calories : 250 calories par poivron farci (varie selon la taille du poivron)
- Glucides : 35 g
- Protéines : 10 g
- Lipides : 8 g
- Fibres : 6 g

Guacamole avec Poivrons en Tranches et Bâtonnets de Carottes :

Description du Plat : Ce guacamole avec poivrons en tranches et bâtonnets de carottes est une collation délicieuse et nutritive qui associe la richesse crémeuse de l'avocat avec la fraîcheur croquante des légumes. Le guacamole maison est préparé avec des avocats mûrs, des épices et des herbes, tandis que les poivrons et les carottes apportent une variété de saveurs et de couleurs. Cette collation équilibrée est parfaite pour soutenir votre bien-être dans le contexte de la polymyalgie rhumatismale.

Ingrédients :

- 2 avocats mûrs, pelés et dénoyautés

- Jus d'un citron vert
- 1/4 de tasse d'oignon rouge finement haché
- 1/4 de tasse de tomates coupées en dés
- 1/4 de tasse de coriandre fraîche hachée
- 1/2 cuillère à café de piment jalapeño haché (ajuster selon votre préférence)
- Sel et poivre au goût
- Poivrons de différentes couleurs, coupés en tranches
- Bâtonnets de carottes

Instructions :

1. Dans un bol, écraser les avocats à la fourchette jusqu'à obtenir une consistance légèrement lisse tout en laissant quelques morceaux.

2. Incorporer le jus de citron vert, l'oignon rouge haché, les tomates coupées en dés, la coriandre fraîche hachée et le piment jalapeño.

3. Mélanger tous les ingrédients du guacamole jusqu'à ce qu'ils soient bien combinés.

4. Assaisonner le guacamole avec du sel et du poivre selon vos préférences de goût.

5. Disposer les poivrons en tranches et les bâtonnets de carottes autour du bol de guacamole.

6. Servir le guacamole avec les poivrons en tranches et les bâtonnets de carottes pour tremper.

7. Profitez de cette collation de guacamole avec poivrons en tranches et bâtonnets de carottes comme une option saine et rafraîchissante.

Informations Nutritionnelles :

- Calories : 200 calories (varie selon la taille des portions)
- Glucides : 20 g
- Protéines : 4 g
- Lipides : 12 g
- Fibres : 8 g

Wraps de Laitue à la Salade de Thon avec Légumes en Dés :

Description du Plat : Ces wraps de laitue à la salade de thon avec légumes en dés sont une option légère et rafraîchissante pour un déjeuner ou une collation équilibrée. La salade de thon est préparée avec du thon en conserve, des légumes en dés et une touche de vinaigrette légère, puis enveloppée dans des feuilles de laitue croquante. Cette recette est parfaite pour soutenir votre bien-être dans le contexte de la polymyalgie rhumatismale.

Ingrédients :

- 1 boîte de thon en conserve, égoutté
- 1/4 de tasse de céleri en dés
- 1/4 de tasse de concombre en dés
- 1/4 de tasse de poivron rouge en dés
- 1/4 de tasse d'oignon rouge en dés
- 2 cuillères à soupe de vinaigrette légère (vinaigrette au choix)
- Feuilles de laitue (laitue iceberg, laitue romaine, etc.)

Instructions :

1. Dans un bol, mélanger le thon égoutté avec le céleri, le concombre, le poivron rouge et l'oignon rouge en dés.

2. Ajouter la vinaigrette légère au mélange de thon et de légumes en dés. Mélanger pour bien enrober les ingrédients.

3. Laver et sécher les feuilles de laitue. Utilisez-les comme enveloppes pour les wraps.

4. Répartir la salade de thon et de légumes en dés sur les feuilles de laitue.

5. Rouler les feuilles de laitue pour envelopper la salade de thon et les légumes en dés.

6. Maintenir les wraps fermés avec des cure-dents si nécessaire.

7. Servir les wraps de laitue à la salade de thon avec légumes en dés comme un déjeuner léger ou une collation.

8. Profitez de ces wraps frais et croquants pour prendre soin de votre bien-être dans le contexte de la polymyalgie rhumatismale.

Informations Nutritionnelles :

- Calories : 250 calories pour 2 wraps

- Glucides : 15 g

- Protéines : 25 g

- Lipides : 10 g

- Fibres : 5 g

Wrap au Saumon Fumé et au Fromage

à la Crème avec Épinards :

Description du Plat : Ce wrap au saumon fumé et au fromage à la crème avec épinards est une option délicieuse et sophistiquée pour un déjeuner ou une collation légère. Le saumon fumé est associé à la douceur du fromage à la crème et à la fraîcheur des épinards, le tout enveloppé dans une tortilla légère. Cette recette est parfaite pour soutenir votre bien-être dans le contexte de la polymyalgie rhumatismale.

Ingrédients :

- 1 tortilla de blé entier
- 2-3 tranches de saumon fumé
- 2 cuillères à soupe de fromage à la crème nature
- Une poignée d'épinards frais
- Poivre noir moulu au goût

Instructions :

1. Réchauffez légèrement la tortilla au micro-ondes pour la ramollir.
2. Étalez le fromage à la crème sur toute la surface de la tortilla.
3. Disposez les tranches de saumon fumé sur le fromage à la crème.
4. Ajoutez une poignée d'épinards frais sur le saumon fumé.
5. Saupoudrez de poivre noir moulu pour ajouter de la saveur.
6. Enroulez la tortilla en repliant les bords pour former le wrap.

7. Coupez le wrap en deux ou en bouchées si désiré.

8. Savourez ce wrap au saumon fumé et au fromage à la crème avec épinards comme un déjeuner léger ou une collation sophistiquée.

Informations Nutritionnelles :

- Calories : 300 calories par wrap

- Glucides : 25 g

- Protéines : 18 g

- Lipides : 15 g

- Fibres : 5 g

Tacos de Maquereau Grillé avec Salsa de Mangue :

Description du Plat : Ces tacos de maquereau grillé avec salsa de mangue sont une fusion délicieuse de saveurs audacieuses et exotiques. Le maquereau grillé apporte une saveur robuste et les tacos sont garnis d'une salsa fraîche à la mangue qui ajoute une touche sucrée et acidulée. Cette recette unique est parfaite pour soutenir votre bien-être dans le contexte de la polymyalgie rhumatismale.

Ingrédients : Pour les Tacos :

- Tortillas de maïs ou de blé

- Filets de maquereau grillés

- Laitue hachée

- Avocat en tranches (facultatif)

- Sauce piquante (facultatif)

Pour la Salsa de Mangue :

- 1 mangue mûre, pelée, dénoyautée et coupée en dés

- 1/4 de tasse de poivron rouge en dés
- 1/4 de tasse d'oignon rouge haché
- Jus d'un citron vert
- Coriandre fraîche hachée
- Sel et poivre au goût

Instructions : Pour la Salsa de Mangue :

1. Dans un bol, mélanger les dés de mangue, les dés de poivron rouge, l'oignon rouge haché, le jus de citron vert et la coriandre fraîche hachée.

2. Assaisonner la salsa avec du sel et du poivre selon vos préférences de goût. Réfrigérer jusqu'au moment de servir.

Pour les Tacos :

1. Réchauffer les tortillas légèrement selon les instructions du paquet.

2. Placer les filets de maquereau grillés sur les tortillas.

3. Ajouter de la laitue hachée sur le maquereau.

4. Garnir avec des tranches d'avocat, si désiré.

5. Ajouter une cuillerée de salsa de mangue sur chaque taco.

6. Si vous aimez les plats épicés, ajoutez quelques gouttes de sauce piquante.

7. Enrouler les tortillas pour former les tacos.

8. Savourez ces délicieux tacos de maquereau grillé avec salsa de mangue comme un repas exotique et équilibré.

Informations Nutritionnelles :

- Calories : 300 calories par portion (varie selon la taille des portions et les tortillas)
- Glucides : 30 g
- Protéines : 18 g
- Lipides : 20 g
- Fibres : 6 g

Smoothie Vert avec Épinards, Ananas et Eau de Coco :

Description du Smoothie : Ce smoothie vert avec épinards, ananas et eau de coco est une boisson rafraîchissante et revitalisante qui associe la verdure des épinards avec la douceur de l'ananas et l'hydratation de l'eau de coco. Ce mélange équilibré offre une dose de vitamines, de minéraux et d'antioxydants pour soutenir votre bien-être dans le contexte de la polymyalgie rhumatismale.

Ingrédients :

- 1 tasse d'épinards frais
- 1/2 tasse d'ananas frais ou congelé, coupé en morceaux
- 1/2 tasse d'eau de coco
- 1/2 tasse d'eau (ajustez selon la consistance désirée)
- 1 banane (facultatif, pour une texture plus crémeuse)
- Quelques glaçons (si désiré)

Instructions :

1. Dans un mixeur, ajoutez les épinards frais, les

morceaux d'ananas, l'eau de coco et l'eau.

2. Si vous souhaitez une texture plus crémeuse, ajoutez une banane coupée en morceaux.

3. Ajoutez quelques glaçons si vous préférez un smoothie plus frais.

4. Mélangez le tout à haute vitesse jusqu'à ce que le smoothie soit lisse et homogène.

5. Goûtez et ajustez la quantité d'eau de coco ou d'eau selon vos préférences de consistance.

6. Versez le smoothie vert dans un verre de service.

7. Garnissez éventuellement de quelques morceaux d'ananas ou de feuilles d'épinards pour la décoration.

8. Dégustez ce smoothie vert avec épinards, ananas et eau de coco pour vous revitaliser et vous rafraîchir.

Informations Nutritionnelles :

- Calories : 200 calories par portion

- Glucides : 40 g

- Protéines : 4 g

- Lipides : 2 g

- Fibres : 7 g

Thé Infusé Glacé aux Herbes avec Baies et Menthe Fraîche :

Description de la Boisson : Ce thé infusé glacé aux herbes avec baies et menthe fraîche est une boisson rafraîchissante et revitalisante qui marie les saveurs délicates des herbes avec la douceur des baies et la fraîcheur de la menthe. Cette boisson naturellement sucrée et aromatique est parfaite pour vous désaltérer et soutenir votre bien-être dans le contexte de la polymyalgie rhumatismale.

Ingrédients :

- 2 sachets de thé aux herbes (camomille, menthe, verveine, etc.)
- 2 tasses d'eau bouillante
- 1 tasse de baies mélangées (framboises, mûres, fraises, myrtilles, etc.)
- Quelques feuilles de menthe fraîche
- Glace

Instructions :

1. Placez les sachets de thé aux herbes dans une théière ou un pichet.
2. Versez l'eau bouillante sur les sachets de thé et laissez infuser pendant environ 5-7 minutes, ou selon les instructions du sachet.
3. Retirez les sachets de thé et laissez le thé refroidir à température ambiante.
4. Ajoutez les baies mélangées dans le thé infusé. Vous pouvez les écraser légèrement pour libérer leurs saveurs.
5. Ajoutez quelques feuilles de menthe fraîche dans la préparation.
6. Placez le pichet au réfrigérateur et laissez infuser pendant au moins 1 à 2 heures pour que les saveurs se mélangent.

7. Au moment de servir, remplissez des verres avec de la glace.

8. Versez le thé infusé glacé aux herbes avec baies et menthe fraîche sur la glace.

9. Garnissez chaque verre avec une feuille de menthe fraîche pour une touche aromatique supplémentaire.

10. Dégustez cette boisson revigorante pour vous rafraîchir et profiter d'une pause bien-être.

Informations Nutritionnelles :

- Calories : 30 calories par verre (varie selon les baies utilisées)

- Glucides : 7 g

- Protéines : 0 g

- Lipides : 0 g

- Fibres : 3 g

CONCLUSION

En conclusion, bien que la polymyalgie rhumatismale puisse présenter des défis dans la vie quotidienne, il est encourageant de constater que des choix alimentaires judicieux peuvent jouer un rôle positif dans la gestion des symptômes et le bien-être global. Bien que la recherche sur un régime spécifique pour la PMR soit limitée, l'adoption d'une alimentation anti-inflammatoire riche en nutriments peut potentiellement contribuer à atténuer les douleurs, à réduire l'inflammation et à favoriser la mobilité des articulations.

En intégrant des aliments riches en antioxydants, en acides gras oméga-3, en fibres et en vitamines, vous pourriez non seulement apaiser les effets de l'inflammation, mais aussi renforcer votre système immunitaire et soutenir votre santé globale.

Ce guide a cherché à fournir une vue d'ensemble complète des principes d'alimentation qui pourraient être bénéfiques pour les personnes atteintes de polymyalgie rhumatismale. En explorant des options d'aliments anti-inflammatoires, en privilégiant les nutriments essentiels et en adaptant votre alimentation à vos besoins spécifiques, vous pouvez prendre des mesures proactives pour améliorer votre qualité de vie et mieux gérer les défis de la PMR.

En définitive, que vous recherchiez des solutions pour réduire l'inconfort ou simplement pour favoriser votre bien-être général, votre alimentation peut jouer un rôle important dans votre parcours vers une meilleure santé. À mesure que la recherche évolue et que de nouvelles informations deviennent disponibles, il est recommandé de rester informé et de travailler en étroite collaboration avec des professionnels de la santé pour prendre des décisions éclairées et adaptées à vos besoins individuels.